BEI GRIN MACHT SICH IHR WISSEN BEZAHLT

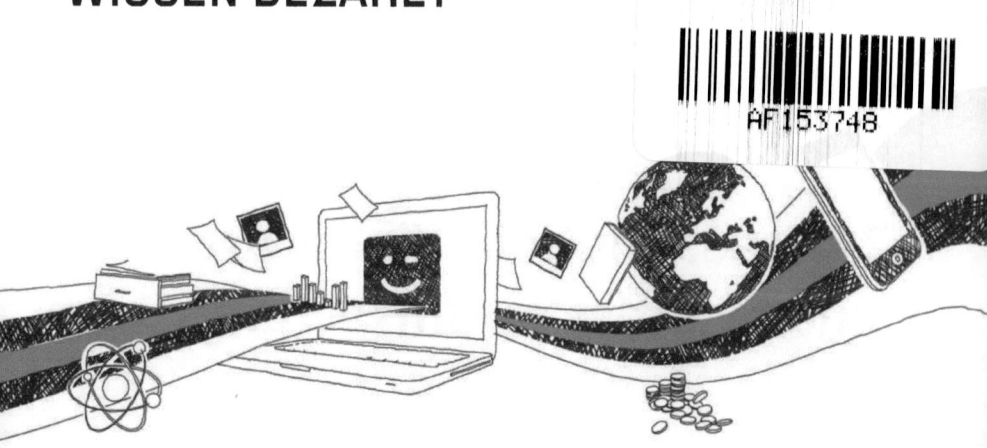
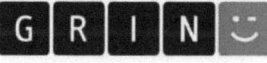

Ernährungsberatungskonzept für Kleinkinder. Die aid-Ernährungspyramide, Zahngesundheit, Kinderprodukte und praktische Umsetzungstipps für den Alltag

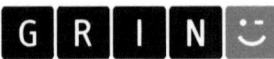

Bibliografische Information der Deutschen Nationalbibliothek:

Die Deutsche Nationalbibliothek verzeichnet diese Publikation in der Deutschen Nationalbibliografie; detaillierte bibliografische Daten sind im Internet über http://dnb.d-nb.de abrufbar.

ISBN: 9783346765680
Dieses Buch ist auch als E-Book erhältlich.

© GRIN Publishing GmbH
Nymphenburger Straße 86
80636 München

Druck und Bindung: Books on Demand GmbH, Norderstedt Germany
Gedruckt auf säurefreiem Papier aus verantwortungsvollen Quellen

Das Buch bei GRIN: https://www.grin.com/document/1298631

Academy of Sports

Abschlussarbeit– Kleinkindernährung

Ernährungsberater/in für Babys und Kleinkinder

Datum: 18.10.2022

Inhalt

1. Einleitung

Die Frage nach der richtigen Ernährungsweise für ihre Kinder stellen sich viele Eltern. Für die gesunde Entwicklung und die Vorbeugung von Krankheiten ist die Ernährung des Kleinkindes entscheidend. Aber was ist das Beste für das Kind?

Reichlich pflanzliche Nahrung ist gesund für Menschen, weil sie eine große Vielfalt wichtiger Nährstoffe liefert. Deshalb gehört sie für Kleinkinder genauso zu einer ausgewogenen Ernährung wie für Erwachsene.

Zudem sind Lebensmittel aus dem ökologischen Landbau eine Möglichkeit, einen Beitrag zum Klimaschutz zu leisten. Eine abwechslungsreiche und nachhaltige Ernährung muss nicht teuer sein, wenn sie gut geplant, saisonal eingekauft und selbst gekocht wird.

In meiner Abschlussarbeit gestalte ich ein Konzept zu einem Ernährungskurs für Eltern und Angehörige von Kleinkindern. Dabei gehe ich auf die Grundlagen einer gesundheitsfördernden und schmackhaften Kinderernährung ein, wir nehmen Kinderprodukte auf dem Markt unter die Lupe und im 3. Teil geht es um Essensvorlieben und -abneigungen, wie damit umgegangen werden kann und um praktische Tipps für den Alltag.

2. Ernährungsberatungskurs für Eltern/Angehörige von Kleinkindern

Ich biete einen Ernährungsberatungskurs für interessierte Eltern und Angehörige von Kleinkindern im Gemeindezentrum unseres Ortes an. Der Kurs findet über 3 Wochen einmal wöchentlich für 2 Stunden statt. Die Teilnehmerzahl beschränkt sich auf 6 Personen, um die Gruppe möglichst klein zu halten und so individueller auf die einzelnen Belange eingehen und dennoch kostendeckend arbeiten zu können. Zudem ist im angemieteten Raum nicht mehr Kapazität vorhanden.

Am ersten Termin findet zunächst eine Vorstellungsrunde statt und jeder darf sagen, welche Erwartungen man an dem Kurs hat, was die Beweggründe zum Besuch des Kurses sind und worin eventuell Ängste bestehen. Jeder Teilnehmer erhält ein Skript zum Bearbeiten, dass am Ende des Kurses alle erworbenen Informationen mit nach Hause genommen werden können.

Anschließend sprechen wir über die Grundlagen einer gesundheitsfördernden und schmackhaften Kinderernährung basierend auf der aid-Ernährungspyramide. Wir sehen uns den Aufbau der Pyramide an, klären die Maße von Portionsgrößen und schauen uns die einzelnen Lebensmittelgruppen genauer an. Als kleine Aufgabe gibt es am Ende des ersten Teils, den Auftrag bis zum nächsten Termin alle konsumierten Lebensmittel in die Pyramide einzusortieren, entweder über die App oder dem Aufgabenblatt im Skript.

Am 2. Termin schauen wir uns die Kinderprodukte genauer an. Jeder Teilnehmer erhält Zuckerwürfel und soll zunächst schätzen, wie viele Zuckerwürfel sich in den vorgestellten Produkten befinden. Anschließend besprechen wir das Ergebnis und über die Bedeutung der Zahngesundheit. Danach schauen wir uns die anderen Inhaltsstoffe in den Kinderprodukten genauer an und besprechen, was dabei zu beachten ist. Als Aufgabe bis zum nächsten Termin bitte ich meine Teilnehmer die Produkte im Supermarkt oder auch im eigenen Vorratsschrank mal genau auf deren Inhaltsstoffe zu prüfen.

Beim 3. und letzten Termin besprechen wir die Entwicklung von Essverhalten, über Vorlieben und Abneigungen und wie damit umgegangen werden kann und ich gebe praktische Tipps für den Alltag.

Zum Abschluss gibt es ein offenes Gespräch und alle Fragen werden beantwortet und das Feedback entgegengenommen.

2.1 Erster Kursabend

2.1.1 Vorstellungsrunde

Wir sitzen in einer gemütlichen Runde an einem Tisch im Kursraum unseres Gemeindezentrums. Ich begrüße alle Teilnehmer herzlich und stelle mich vor. Anschließend bitte ich die Teilnehmer sich ebenfalls kurz vorzustellen und zu erläutern, warum sie diesen Kurs besuchen, was sie sich davon versprechen und welche Probleme und Ängste eventuell bestehen.

Frau Müller beginnt. Sie hat einen 2,5 Jahre alten Sohn und möchte ihm mehr Gemüse schmackhaft machen. Bisher gibt es immer Tränen und er will immer nur Nudeln essen ohne Soße. Sie befürchtet, ihr Sohn könnte nicht genügend Nährstoffe zu sich nehmen.

Herr Weber hat eine neue Partnerin mit einer 20 Monate alten Tochter und möchte sich gerne allgemein über die Ernährung von Kleinkindern informieren, weil er sich nicht auskennt und sich gerne einbringen möchte.

Herr Frank ist alleinerziehender Vater von einem 2-jährigen Sohn. Er selbst ist übergewichtig und sein Sohn zeigt Tendenzen dazu. Er möchte rechtzeitig dagegen steuern, weil er nicht möchte, dass sein Sohn auch unter Übergewicht leiden muss, wie er.

Frau Sandolescu ist Mutter von 2-jährigen Zwillingsmädchen und interessiert sich im Allgemeinen für das Thema Ernährung und wünscht sich Anregungen und Informationen.

Frau Arnold hat eine 3-jährige Tochter und einen 1,5-jährigen Sohn. Sie fühlt sich oft bei der „gesunden" Zusammenstellung der Nahrung ihrer Kinder überfordert, ist oft im Zeitdruck und greift deshalb häufig zu Fertigprodukten. Daran möchte sie gerne etwas ändern und wünscht sich Inspirationen.

Frau Bachmann ist Oma von einem 2-jährigen Enkelsohn. Ihre Tochter möchte wieder arbeiten gehen und sie soll für diese Zeit die Betreuung und Versorgung übernehmen. Ihre Tochter legt sehr großen Wert auf eine gesunde Ernährung ihres Sohnes und hat daher den Kurs für ihre Mutter gebucht.

Nach der Vorstellungsrunde händige ich jedem Teilnehmer ein Arbeitsskript aus. Darin befinden sich alle wichtigen Informationen des Kurses zusammengefasst, sowie Übungsblätter, die wir gemeinsam erarbeiten werden.

2.1.2 Grundlagen einer gesundheitsfördernden und schmackhaften Kinderernährung basierend auf der aid- Ernährungspyramide

Zunächst erkläre ich meinen Teilnehmern, dass es verschiedene Modelle von Ernährungspyramiden gibt, die unterschiedliche Schwerpunkte bzw. Betrachtungsweisen haben. Manche sind nach den einzelnen Mahlzeiten aufgeteilt, wie z.B. die Mahlzeitenpyramide von optiMix (Optimierte Mischkost vom Forschungsinstitut für Kinderernährung (FKE) oder andere nach Lebensmittelgruppen, wie die Dreidimensionale Lebensmittelpyramide der Deutschen Gesellschaft für Ernährung (DGE).[1] In unserem Kurs werden wir die aid-Ernährungspyramide (aid: infodienst Ernährung, Landwirtschaft, Verbraucherschutz e.V.) verwenden. Diese Pyramide ist aus Portionsbausteinen aufgebaut und berücksichtigt die Empfehlungen der DGE und des FKE. Durch ihren einfachen Aufbau eignet sie sich für Kinder und Jugendliche genauso wie für Erwachsene, denn das Maß für die einzelne Portion kann die eigene Hand sein und so wachsen die Portionen mit und damit berücksichtigt diese Ernährungspyramide, dass sich der Nährstoffbedarf mit dem Alter ändert.

2.1.3 aid-Ernährungspyramide

Wir schlagen die erste Seite im Skript auf, wo sich die Abbildung der aid- Ernährungspyramide befindet. Anhand dieser erkläre ich den Aufbau.

---

[1] Lehrskript Kleinkindernährung, Kapitel 2, Academy of Sports

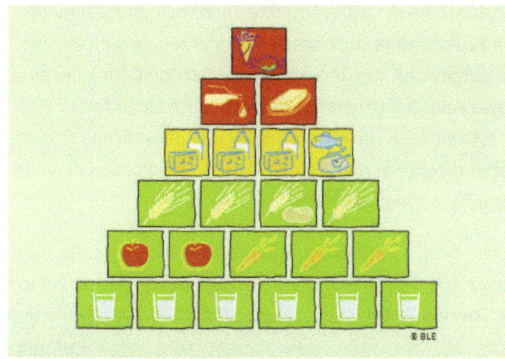

Abbildung 1: aid-Ernährungspyramide[2]

Die Ernährungspyramide besteht aus verschiedenen Symbolen. Jedes Symbol steht für eine Lebensmittelgruppe, das Wasserglas beispielsweise für Getränke, die Möhre für Gemüse und Salat, die Ähre für Brot, Getreide und Beilagen. Jeder Baustein steht für eine Portion und die Ampelfarben geben eine Orientierung bei der Auswahl der Lebensmittel. Lebensmittel der grünen Bausteine sollte man reichlich verzehren, die der gelben Bausteine mäßig und bei den Lebensmitteln der roten Bausteine wird zu einem sparsamen Verzehr geraten.

Die Basis bilden 6 Portionen Getränke. Das Glas steht für Wasser und andere ungesüßte Getränke zum Durstlöschen. Darüber befinden sich 3 Portionen Gemüse und 2 Portionen Obst. Die Gruppe Gemüse umfasst dabei gegartes Gemüse/Hülsenfrüchte, Rohkost und Salat. Die 3 Portionen mit der Ähre stehen für Brot, Backwaren, Getreideflocken, Müsli und stärkehaltige Beilagen, wie z.B. Nudeln, Reis und Hirse. Der Portionsbaustein mit der Ähre und der Kartoffel steht für Kartoffelhaltige Beilagen. Darüber im gelben Bereich befinden sich 3 Bausteine für Milch und Milchprodukte und ein Baustein für Fleisch, Fisch und Eier. Im roten Bereich darüber stehen 2 Portionen Fette und Öle. Dafür gibt es zwei verschiedene Symbole, zum einen die Ölflasche und die Butter, diese stehen für alle Speiseöle, Streich- und Bratfette. Ganz oben befindet sich eine Portion für Extras. Sie beinhaltet sowohl Süßes als auch herzhafte Lebensmittel, die zu den Extras zählen. Auch alkoholische Getränke werden hier eingeordnet.

Ich erkundige mich, ob es erstmal zum Aufbau Fragen gibt. Da niemand eine Frage hat, machen wir weiter und schauen uns jetzt die Lebensmittelgruppen im Einzelnen an. Wir beginnen mit den Getränken. Es ist wichtig, dass Kinder ausreichend und regelmäßig trinken. Ideale Durstlöscher sind Wasser und ungesüßte Früchte- und Kräutertees. Reichen sie ihrem Kind die Getränke aus einem Becher oder einer Tasse, bei Tisch oder auch zwischen den Mahlzeiten. Ein Dauernuckeln an Trinkflaschen sollte in Anbetracht auf die Zahngesundheit unbedingt vermieden werden. Auf dieses Thema gehen wir später noch genauer ein.

---

[2] https://www.ble-medienservice.de/3899/die-ernaehrungspyramide-richtig-essen-lehren-und-lernen

4

Die Gruppe Gemüse umfasst gegartes Gemüse, Hülsenfrüchte, Rohkost und Salat. Drei Portionen Gemüse (gegart und roh) und 2 Portionen Obst werden empfohlen. Je bunter, desto besser! Es sollte saisonal und regional ausgewählt werden. Statt einer Portion Obst kann es je nach Alter auch mal eine Hand voll Nüsse sein. Zudem dürfen Hülsenfrüchte einen festen Platz im Speiseplan einnehmen. Bohnen, Erbsen und Linsen enthalten viel pflanzliches Eiweiß, Ballaststoffe und wenig Fett. Herr Weber möchte gerne wissen, wie viel eine Portion denn ist, ich sage ihm, dass wir auf die Portionsgrößen gleich noch eingehen werden.

Zu den Getreideprodukten gehören Brot, Backwaren, Getreideflocken, Müslis und stärkehaltige Beilagen wie Nudeln, Reis, Hirse, Bulgur und Couscous. Getreideprodukte liefern Kohlenhydrate und versorgen uns mit Energie. Mindestens die Hälfte der Produkte sollte aus der Vollkornvariante bestehen, denn sie enthalten viele Ballaststoffe, Vitamine und Mineralstoffe.

Milch- und Milchprodukte liefern hochwertiges Eiweiß, B-Vitamine und Kalzium. Zu den Milchprodukten gehören nicht nur Joghurt, Quark und Käse, sondern auch Sauermilchprodukte wie Kefir und Buttermilch, die darin enthaltenen Milchsäurebakterien sind gut für den Darm.

Die Symbole Fisch und Geflügel stehen für Fleisch(erzeugnisse), Geflügel(erzeugnisse), Fisch(erzeugnisse) und Eier. Beim Einkauf sollte man den Fokus auf mageres Fleisch legen. Wählen sie statt Leberwurst oder Mortadella besser Schinken, Putenbrust- oder Bratenaufschnitt. Beim Fisch punktet man hingegen mehr mit den fettreichen Vertretern wie Hering, Lachs oder Makrele mit ihren wertvollen Omega3- Fettsäuren. Frau Sandolescu fragt, wie es bei einer vegetarischen Ernährung ist. Bei einer vegetarischen Ernährung werden die Portion Fisch und Fleisch durch Eier und Hülsenfrüchte ersetzt. Allgemein sollten wenig verarbeitete Produkte verwendet werden.

Bei den Fetten und Ölen gilt. „So viel wie nötig, so wenig wie möglich". Bei Speiseölen ist vor allem auf Qualität zu achten. Oliven-, Raps- Walnuss- oder Leinöl enthalten wertvolle Fettsäuren und lassen sich vielseitig verwenden. Bei Butter oder Margarine entscheiden sie nach ihrem Geschmack. Unter Aufstrichen, Frischkäse oder Quark kann das Streichfett auch weggelassen werden.

Zu den Extras gehören nicht nur Süßigkeiten, sondern auch Gebäck, Süßgetränke und salzige Knabbereien, alkoholhaltige Getränke und Pommes. Wer Extras in kleinen Mengen bewusst genießt, braucht kein schlechtes Gewissen haben. Bei Hunger hingegen sollte hier nicht zugegriffen werden. Ich frage, ob es zu den einzelnen Lebensmittelgruppen noch Fragen gibt.

Da niemand eine Frage hat, kommen wir nun zu den Portionsgrößen. In Zeiten von XXL-Portionen geht oft das Gefühl für normale Portionen verloren. Daher wird anstelle von Grammangaben in der Ernährungspyramide als Messgröße das Handmaß verwendet. Es wurde aus der Praxis entwickelt und in das Handmaß umgerechnet. Ein großer Vorteil ist hierbei, dass die eigene Hand immer verfügbar ist und individuell mitwächst. Somit wird Alter, Größe und Geschlecht berücksichtigt. So ist es alltagstauglich und leicht umzusetzen. Allerdings handelt es sich hierbei immer um eine Faustregel, die bei Bedarf individuell angepasst werden muss. Ich bitte die Teilnehmer die 2. Seite in ihrem Skript aufzuschlagen. Hier befinden sich zur Orientierung die entsprechenden Portionsgrößen.

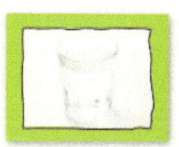 Ein Glas passt in eine Hand.

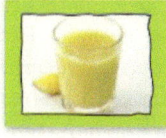 Ein Glas Obst- oder Gemüsesaft kann ab und zu eine der insgesamt fünf täglich empfohlenen Obst- und Gemüseportionen ersetzen.

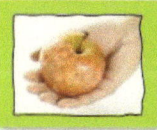 Eine Hand voll ist das Maß für großstückiges Gemüse und Obst (z. B. Kohlrabi, Apfel, Orange).

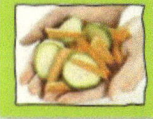 Zwei Hände, zur „Schale" gehalten, sind das Maß für zerkleinertes oder kleinstückiges Gemüse oder Obst (z. B. Kirschen, Erdbeeren) sowie Salat.

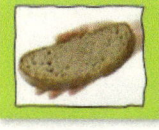 Eine Portion Brot (ein bis zwei fingerdicke Scheiben) entspricht der gesamten Handfläche mit ausgestreckten Fingern.

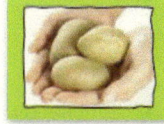 Bei Beilagen (z. B. Kartoffeln, Nudeln) und bei Müsli stellen zwei Hände voll die Portion dar.

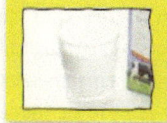 Ein Glas Milch passt in eine Hand.

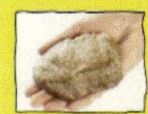 Die Fleisch- und Fischportionen sind etwa so groß wie der Handteller.

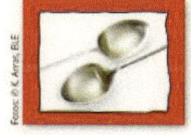 Fett wird in Esslöffeln gemessen, eine Portion entspricht 1–2 Esslöffeln.

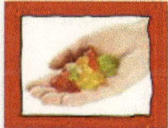 Süßigkeiten und Knabbereien müssen in einer Hand Platz haben.

Abbildung2: Portionsgrößen der aid- Ernährungspyramide[3]

---

[3] https://www.ble-medienservice.de/3899/die-ernaehrungspyramide-richtig-essen-lehren-und-lernen?c=46

Ein Glas passt in eine Hand und hat eine Portionsgröße von ca. 250ml, bei 6 Portionen also ca. 1,5 l täglich. Bei groß stückigen Gemüse/Obst wird in einer Hand und bei klein stückigem in 2 Händen als Schale gemessen. In der Gruppe Getreide wird beim Brot eine fingerdicke Scheibe in Handflächengröße mit ausgestreckten Fingern gerechnet und bei Getreide und Getreideflocken mit 2 Händen voll gemessen, ebenso bei Beilagen wie Kartoffeln, Nudeln oder Reis. Bei Milch zählt ein Glas, bei Joghurt ein Becher (ca. 150g). Käse, Wurst und Fleisch werden als Scheiben in Handtellergröße gerechnet. Öl, Margarine und Butter werden in Esslöffeln gemessen. Eine Portion entspricht dabei 1,5-2 EL. Die Ausnahme bilden die Extras, da hier eine weite Palette an unterschiedlichen Lebensmitteln und Getränken in sehr unterschiedlichen Zusammensetzungen zusammenkommt. Die Portionsgröße entspricht hier ca. 100 kcal, was z.B. etwa einem Riegel Schokolade entspricht. „Die WHO und DGE empfehlen, den Verzehr von freien Zuckern auf maximal 10% der Energiezufuhr zu beschränken."[4]

Bei 1-3-Jährigen entspricht das etwa:

- 30 g Salzstangen
- 2 EL Marmelade
- 4 Butterkekse
- 1 EL Nougatcreme
- 1 Kugel Eis
- 1 Doppelkeks[5]

Als nächstes wollen wir zusammen üben, die Lebensmittel in den Lebensmittelgruppen einzuordnen. Bei vielen Lebensmitteln, wie bei Obst und Gemüse ist die Zuordnung einfach, aber bei anderen Produkten wird es etwas schwerer. Zum Beispiel zählen gezuckerte Frühstückscerealien aufgrund des hohen Zuckergehalts zu den Extras statt zu den Getreideprodukten. Oft gibt es mehrere gut zu begründende Einordnungsmöglichkeiten jeweils an die individuelle Lebenssituation angepasst. Wenn z.B. jemand zunehmen möchte, kann ein Croissant eher als Getreideprodukt gewertet werden, für jemand der abnehmen möchte, würde man es eher zu den Extras zählen. Des Weiteren sind viele Gerichte aus mehreren Komponenten zusammengesetzt. Diese werden so gut wie möglich in ihre Einzelzutaten zerlegt. Hierzu befindet sich im Skript folgende Übung:

Eine Pizza Salami besteht aus:

- Teig
- Tomatensauce und Gemüsebelag
- Käse

---

[4] www.dge.de/fileadmin/public/doc/ws/stellungnahme/Konsensuspapier_Zucker_DAG_DDG_DGE_2018.pdf
[5] Lehrskript Kleinkinderernährung, Kapitel 1, Academy of Sports

- Salami

Die Teilnehmer sollen versuchen die entsprechenden Portionen in der Pyramide einzuordnen. Anschließend besprechen wir die Lösungen.

Teig ≙ 2 Portionen Getreide

Tomatensauce und Gemüsebelag ≙ 1 Portion Gemüse

Käse ≙ 2 Portionen Milch und Milchprodukte

Salami ≙ 1 Portion Fleisch

Ein Döner besteht aus:

- Fladenbrot
- Salat
- Fleisch
- Soße

Fladenbrot ≙ 1 Portion Getreide
Salat ≙ ½-1 Portion Gemüse
Fleisch ≙ 1 Portion Fleisch
Soße ≙ ½ Portion Fette und Öle

Anschließend machen wir noch ein kleines Quiz. Ich nenne Lebensmittel und meine Teilnehmer sollen sagen, in welche Gruppe sie sie einordnen würden.

- **Rote Grütze**: Herr Weber meint Obst und Frau Sandolescu ist aufgrund des hohen Zuckeranteils für Extras. Beides ist möglich
- **Soja**: Nach kurzer Überlegung einigt sich die Gruppe und sagt Fleisch/Fisch/Eier (1 Portion Tofu oder Sojaerzeugnis kann 1 Fleischportion ersetzen)
- **Haferdrink**: Frau Bachmann, Frau Sandolescu und Herr Frank stimmen für Getreide, der Rest der Gruppe ist für Milch und Milchprodukte. Aufgrund der Verzehrgewohnheiten und des Verwendungszwecks zählen Getreidedrinks als Milchprodukt. Jedoch wegen ihres geringeren Nährstoffgehalts (Kalzium, Vitamin B_{12}) sind sie nicht empfehlenswert.

Als nächstes machen wir eine kleine Körperübung zur Ernährungspyramide. Diese Übung stammt von Ingrid Acker (BzfE). Dazu stellen sich alle Teilnehmer wie eine Pyramide auf (Beine breit auseinander). So steht man stabil und die Position kann lange gehalten werden. Als nächsten bitte ich die Teilnehmer zu überlegen, wie die Pyramide aussehen würde, wenn man unten Portionen weglässt und oben dazu nimmt. Nun stehen alle nur noch auf einem Bein. So kann man auch eine Weile stehen, aber auf Dauer wird es anstrengend und wackelig. Ich bitte nun alle zu überlegen, was es übertragen auf unseren Körper und unsere Ernährung bedeutet.

Auf der nächsten Seite im Skript befinden sich Tellervorlagen.

Die Tellerebene

Mithilfe der Tellerebene kann die tägliche Mahlzeitenverteilung geplant bzw. sichtbar gemacht werden.

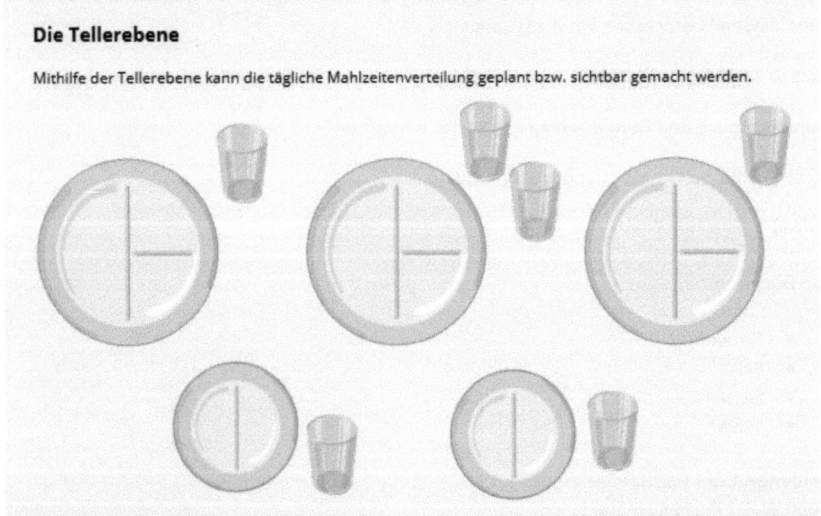

Abbildung3: Tellervorlagen[6]

Dieses Modell zeigt die festgeplanten Mahlzeiten. Die 3 großen Teller stehen für die Hauptmahlzeiten und die 2 kleinen für die Zwischenmahlzeiten. Die Reihenfolge kann nach eigenen Vorlieben gewählt werden. Der große Teller bietet Platz für mindestens 3 Portionen aus möglichst unterschiedlichen Lebensmittelgruppen. Eine sollte dabei aus der Kategorie Getreide sein. Der kleinere Teller bietet Platz für 2 Portionen. Neben jedem Teller steht ein Glas als Hinweis zu jeder Mahlzeit auch zu trinken. Um die Empfehlung „5 am Tag" zu befolgen, sollte bei jeder Mahlzeit eine Portion Gemüse oder Obst enthalten sein.

Die Teilnehmer erhalten einzelne Kärtchen mit Lebensmittelabbildungen und ich bitte sie einen Tag zusammenzustellen.

---

[6] www.dge.de/fileadmin/public/doc/ws/stellungnahme/Konsensuspapier_Zucker_DAG_DDG_DGE_2018.pdf

Nachdem jeder einen Tagesplan in sein Skript geklebt hat, kommen wir zum Ende unseres ersten Treffens. Als Aufgabe bitte ich alle Teilnehmer zur Übung in den nächsten Tagen, alle verzehrten Lebensmittel ihrer Kinder oder auch von sich selbst in die Pyramide einzutragen. Wer nicht im Skript arbeiten möchte, kann zur Vereinfachung auch die App[7] nutzen.

Wir verabschieden uns für diesen Abend.

2.2 Zweiter Kursabend

2.2.1 Begrüßung

Nachdem alle Kursteilnehmer eingetroffen sind, begrüße ich alle freundlich. Ich frage in die Runde, wie gut sie mit den Eintragungen in die Ernährungspyramide zurechtgekommen sind. Frau Bachmann hat die Pyramide für sich selbst geführt und hatte Mühe all ihre Lebensmittel einzutragen. Herr Frank fand die Übung sehr hilfreich und war sehr überrascht, wie schnell der obere Teil gefüllt war, während in der Basis einige Lücken waren. Nach ein paar Tagen ist ihm die Gestaltung immer besser gelungen. Frau Müller erging es ähnlich. Herr Weber hat mit der kleinen Tochter seiner Partnerin viel gemeinsam gestaltet und empfand es sehr schön so die Bindung aufzubauen. Frau Sandolescu hat ein Spiel mit ihren Kindern daraus gemacht und alle hatten großen Spaß daran. Frau Arnold hatte teilweise Schwierigkeiten die Fertiggerichte einzuteilen, was sie dazu bewegt hat, eher zu frischen Produkten zu greifen und war sehr überrascht, wie gut ihre Kinder das angenommen haben.

Das Thema des heutigen Abends ist „Kinderprodukte unter der Lupe". Hierfür habe ich eine Reihe von Produkten mitgebracht, die wir uns genauer anschauen wollen.

---

[7] App „Was esse ich?" erhältlich bei play.google.com oder apps.apple.com

2.2.2 Zucker in Kinderprodukten

Ich habe eine große Packung Würfelzucker dabei, die ich in die Tischmitte stelle. Außerdem habe ich eine Reihe Produkte dabei, die ich meinen Teilnehmern zeige. Ich bitte alle abzuschätzen, wie viele Würfelzucker in den entsprechenden Produkten sind und diese dann davor aufzustapeln. Anschließend überprüfen wir gemeinsam das Ergebnis.

Produkt	Schätzung der Teilnehmer	Anzahl der Würfelzucker (gerundet)
Alete Babydessert Milchreis 100 g	1-3 Würfelzucker	3 Würfelzucker
Bauer Kinderjoghurt mild (125 g)	2-4 Würfelzucker	6 Würfelzucker
Danone Fruchtzwerg „weniger süß" (50 g)	½-1 Würfelzucker	2 Würfelzucker
Milupino Kindermilch in Basis (200 g)	0-3 Würfelzucker	5 Würfelzucker
Capri Sonne Orange zuckerreduziert (200 g)	1-4 Würfelzucker	5 Würfelzucker

Abbildung 5: Zuckergehalte in Kinderlebensmitteln[8]

Die Kursteilnehmer waren doch insgesamt sehr überrascht über die Mengen an Zucker in den Produkten, vor allem wenn sie als zuckerreduziert deklariert werden. Herr Frank war besonders schockiert wie viel Zucker sich in der Kindermilch befindet. Er hatte dieses Produkt verwendet, weil er glaubte, sie wäre verträglicher und gesünder für seinen Sohn.

Wir sprechen darüber, dass Kleinkinderlebensmittel der Diätverordnung unterliegen. Diese sind für 1-3-jährige konzipiert und dürfen nur Stoffe enthalten, die in einer „Positivliste" der Diätverordnung aufgeführt sind. Künstliche Aromastoffe, Konservierungsstoffe und Geschmacksverstärker sind nicht erlaubt. Allerdings ist der Zusatz von Zucker erlaubt. „Kinderlebensmittel" (über 3 Jahren) hingegen sind rechtlich nicht definiert, obwohl sie auf Kinder abzielen. Oft enthalten sie Spielwaren, Comics oder Rätsel, um Kinder anzusprechen. Sie tragen nicht zur sinnvollen Kinderernährung bei und sind häufig teuer. Neben den hohen Zuckergehalten enthalten viele Produkte hohe Fettgehalte, ungünstige Fettsäurezusammensetzungen und Aromen und weitere Zusatzstoffe, wie Konservierungs- und Farbstoffe. Außerdem ist ein Großteil der Kinderlebensmittel in beliebiger Höhe mit Mineralstoffen und Vitaminen angereichert, wobei es leicht zu einer Überversorgung kommen kann.[9]

Bei den meisten Fällen handelt es sich um Süßigkeiten, die eine altersgerechte Ernährung perludieren. Zu viel Zucker macht nicht nur dick, sondern er schadet auch den Zähnen.

---

[8] Lehrskript Kleinkinderernährung, Kapitel 5, Academy of Sports
[9] Lehrskript Kleinkinderernährung, Kapitel 5, Academy of Sports

2.2.1 Zahngesundheit

Die Anzahl der Kariesfälle bei Kindern ist zwar rückläufig, erosive Schäden hingegen haben zugenommen. Karies entsteht durch das Einwirken von Mikroorganismen, Erosionen durch direkte Säureangriffe und einer daraus folgenden Demineralisierung der Zähne. Bei 5-10% der 1-6-jährigen kommt es zu einer sogenannten Saugerflaschenkaries. Daher sollte Kindern weder die Saugerflasche noch die Schnabeltasse zum Dauernuckeln überlassen werden. Trinklernflaschen sollten, wenn überhaupt nur kurz zum Übergang eingesetzt werden. Außerdem sollten Getränke nicht zur Beruhigung dienen. Am besten geeignet sind Wasser und ungesüßte Tees, wobei bei Früchtetees säurearme Sorten verwendet werden sollten.

Kinder kommen ohne die Besiedlung von Kariesbakterien auf die Welt. „Einige Zahnmediziner empfehlen, Babys möglichst lange vor einer Infektion mit Streptokokkus mutans zu schützen, indem die Eltern etwa vermeiden, den Schnuller ihres Kindes oder den Breilöffel abzulecken. Allerdings gibt es auch gute Argumente dagegen, Karies als eine Infektionskrankheit zu betrachten und möglichst lange nach Sterilität im Umgang mit dem Nachwuchs zu streben. Denn zum einen kann nicht ausgeschlossen werden, dass sich das Kind etwa in der Kita oder spätestens in der Grundschule mit dem Karieskeim infiziert. Zum anderen zeigen aktuelle Studien, dass Speichel der Eltern das Immunsystem ihres Kindes sehr positiv beeinflussen. So hatten Kinder, deren Eltern ihren Schnuller ableckten, ein um rund zwei Drittel geringes Risiko für die Ausprägung einer Neurodermitis, bei Asthma war das Risiko bei nur 12 Prozent gegenüber der Vergleichsgruppe, die nicht oder erst später mit elterlichen Keimen in Kontakt kamen."[10]

Für die Kariesprophylaxe gilt:

- Auf süße Lebensmittel möglichst verzichten
- Auf den Säuregehalt von Lebensmitteln achten
- Auf die Mahlzeitfrequentierung achten (5 Mahlzeiten am Tag)
- Gute Zahnpflege und regelmäßige Kontrollen beim Zahnarzt
- Ab 1. Zahn die Verwendung von fluoridhaltiger Zahnpasta (500ppm)

Im Skript sind diese Punkte ebenfalls noch einmal zusammengefasst. Ich erkundige mich, ob es dazu noch Fragen gibt und anschließend fahren wir fort.

2.2.2 Zusatzstoffe

---

[10] https://www.zahnersatzsparen.de/wissenswertes/ist-karies-ansteckend/

In der Lebensmittelkennzeichnungsverordnung (LMKV) ist geregelt welche Angaben die Hersteller in der Zutatenliste machen müssen. Seit 2005 gilt die Volldeklaration. In der EU wurden E-Nummern eingeführt, um Lebensmittelzusatzstoffe zu kennzeichnen. Aber wozu sind diese Zusatzstoffe gut? Frau Sandolescu weiß, dass es sich dabei z.B. um Farb-, Konservierungs-, Süßstoffe und Geschmacksverstärker handelt. Sie dienen dem Aussehen, Haltbarmachen und der Geschmacksveränderung von Lebensmitteln.

Ich frage, ob jemand weiß, wofür das „E" steht. Alle schütteln den Kopf und ich erkläre, dass das „E" für Europa steht. Alle Lebensmittelzusatzstoffe, die eine E-Nummer zugeteilt bekommen haben, sind europaweit zugelassen und von der Europäischen Behörde für Lebensmittelsicherheit (EFSA) geprüft worden. Grundsätzlich lassen sich E-Nummern in 24 Kategorien einteilen und derzeit sind rund 320 Zusatzstoffe in der EU zugelassen[11]. Trotz der EU-Zulassung stehen viele Lebensmittelzusatzstoffe in der Kritik, weil sie im Verdacht stehen, Allergien und andere Krankheiten auszulösen[12]

Seit 2010 ist für Lebensmittel die Azofarbstoffe enthalten, der Warnhinweis „Kann Aktivität und Aufmerksamkeit bei Kindern beeinträchtigen" vorgeschrieben. Diese werden häufig in Speiseeis, Süßwaren, Gebäck und farbigen Getränken verwendet.

Ebenso gibt es einen Warnhinweis „Kann bei übermäßigem Verzehr abführend wirken" für Produkte mit Zuckeraustauschstoffen. Beim Verzehr größerer Mengen können Bauchschmerzen, Blähungen oder Durchfälle auftreten. Daher sind diese Lebensmittel für Kleinkinder nicht geeignet. Zu den Zuckeraustauschstoffen gehören:

Anmerkung der Redaktion:
Diese Abbildung wurde aus urheberrechtlichen Gründen entfernt.

Abbildung 6: in der EU zugelassene Zuckeraustauschstoffe[13]

---

[11]
https://www.bvl.bund.de/DE/Arbeitsbereiche/01_Lebensmittel/04_AntragstellerUnternehmen/04_Zusatzstoffe/lm_zusatzstoffe_Zulassung_node.htm
[12]
https://www.konsumentenfragen.at/verbraucherbildung/uebungsnewsletter/Newsletter_Sekundarstufe_II/naehrwerte_und_zusatzstoffe/6_Infoblatt_2_E-Nummern.pdf
[13]https://www.lebensmittelklarheit.de/informationen/suesse-zusatzstoffe-zuckeraustauschstoffe-und-suessstoffe

Von Süßstoffen geht diese Wirkung nicht aus. Süßstoffe und Zuckeraustauschstoffe werden lebensmittelrechtlich unter dem Begriff „Süßungsmittel" zusammengefasst. Für Süßungsmittel gibt es eine Reihe Kennzeichnungsvorschriften. Sind sie enthalten, muss der Hinweis „mit Süßungsmitteln" draufstehen. Zusätzlich muss die Substanz oder die E-Nummer genannt werden. Bei Aspartam oder Aspartam-Acesulfam-Salz muss der Hersteller darauf hinweisen, dass das Lebensmittel eine Phenylalaninquelle enthält. Dieser Hinweis ist für Menschen sehr wichtig, die an der seltenen Stoffwechselkrankheit Phenylketonurie leiden.

Wir schauen uns die Zutatenlisten unserer Produkte nun noch einmal genauer an. Uns fällt auf, dass neben Zucker noch eine Reihe anderer Zuckerquellen in den Produkten enthalten ist, wie z.b. Oligofructose, Oligosaccharide und Glukose-Fructose-Sirup. All diese Zuckerquellen sind kariogen. Fast alle Produkte sind angereichert mit Vitaminen und Mineralstoffen. Herr Weber fragt sich, wie dabei gewährleistet werden soll, dass es nicht permanent zu einer Überdosierung kommt. Ich erkläre, hier hilft nur der Blick auf die Zutatenliste. Zitronensäure ist in den meisten unserer ausgewählten Produkte enthalten. Sie wird vor allem als Säuerungsmittel eingesetzt und gilt als unbedenklich und daher gibt es keine Mengenbeschränkung. Allerdings senkt sie den pH-Wert des Speichels stark ab und es kann zur Demineralisierung des Zahnschmelzes kommen, besonders, wenn in den Produkten noch gleichzeitig Zucker enthalten ist. Das Bundesinstitut für Risikobewertung (BfR) hat 2005 vorgeschlagen, einen Warnhinweis auf säurehaltige Süßigkeiten und Getränke anzubringen, jedoch ist das Institut leider von dieser Empfehlung abgerückt und überlässt es den Herstellern freiwillig Maßnahmen zu ergreifen.[14]

Als letztes fällt uns auf, dass in den Produkten häufig Aromen und natürliche Aromen enthalten sind. Laut BfR werden natürliche Aromen mit physikalischen, enzymatischen oder mikrobiologischen Verfahren aus pflanzlichen, tierischen oder mikrobiologischen Substanzen gewonnen.[15]Zusätzlich verwenden Hersteller von natürlichen Aromen immer häufiger Enzyme, um pflanzlichen Stoffen ihre Geschmacks- und Geruchsstoffe zu entnehmen und die große Nachfrage zu bedienen.[16] Neben den natürlichen Ausgangsstoffen können natürliche Aromen noch mehr als 100 verschiedene Chemikalien, wie Konservierungsstoffe oder Lösungsmittel enthalten. Diese können aus natürlichen oder künstlichen Quellen stammen, solange der Ausgangsstoff natürlichen Ursprungs ist. Manchmal enthalten künstliche Aromen sogar weniger Chemikalien. Insgesamt sind natürliche Aromen also nicht gesünder als künstliche Aromen.

Ich frage, ob sich Allergiker in unserer Runde befinden und was dazu in Hinblick auf die Lebensmittelkennzeichnung bekannt ist. Frau Bachmann leidet selbst unter Allergien und weiß, dass die Produkte, die die häufigsten Allergien auslösen, meist fettgedruckt vermerkt sind. Laut der Verordnung über die Kennzeichnung von Lebensmitteln (LMKV) müssen seit

---

[14]https://www.ugb.de/exklusuiv/fragen-service/ist-zitronensäure-als-zusatzstoff-schaedlich/?zusatzstoffe-zitronensaeure
[15] https://mobil.bfr.bund.de/de/aromastoofe_und_aromen-54440.htm
[16] https://pubmed.ncbi.nlm.nih.gov/20112157/

Dezember 2014 alle Zutaten deklariert werden, das gilt auch für eingesetzte Hilfsstoffe und gleichermaßen für verpackte und unverpackte Lebensmittel. Insgesamt gibt es 14 Zutaten, die in der gesamten EU als Allergene kennzeichnungspflichtig sind und in der Zutatenliste namentlich aufgeführt werden müssen, auch wenn sie nur als technische Hilfsmittel, Träger- oder Zusatzstoffe eingesetzt werden. Hierzu zählen u.a. glutenhaltiges Getreide, Krebstiere, Eier, Fisch, Erdnüsse, Senf, Soja und Sellerie. Sie müssen, wie Frau Bachmann es schon erwähnte, in der Zutatenliste besonders hervorgehoben werden, indem sie fett, kursiv oder farbig gedruckt werden. Besondere Vorsicht ist bei Allergikern dennoch geboten, die z.B. auf Kräuter und Gewürze reagieren, denn diese müssen unter einem Anteil von 2 % nicht extra aufgeführt werden. Hierzu gibt es freiwillige Angaben der Hersteller, wie „Kann Spuren von...enthalten" oder „Hergestellt in einem Betrieb der auch...verarbeitet".[17]

Wir kommen zum Ende an diesem Abend, da niemand mehr eine Frage hat. Ich bitte meine Kursteilnehmer in den kommenden Tagen gezielt die Inhaltsangaben auf den Produkten im Supermarkt oder im Vorratsschrank zu überprüfen.

2.3 Dritter Kursabend

Wir treffen uns zu unserem letzten Kursabend mit dem Thema „Entspannt am Esstisch- wie gehe ich mit Essensvorlieben und -abneigungen um?" Ich frage meine Teilnehmer, welche Erfahrungen sie bisher dazu gemacht haben und wo eventuell Probleme bestehen? Frau Müller hat an unserem 1. Abend ja bereits berichtet, dass ihr Sohn jegliches Gemüse verweigert. Herr Frank meint, dass sein Sohn eine zu große Vorliebe für Süßes hat. Bei Frau Sandolescu wird, wenn ein Zwilling etwas ablehnt, es vom anderen Zwilling ebenso abgelehnt. Frau Bachmann erzählt, dass ihr Enkelsohn häufig bei ihr Dinge isst, die er zuhause ablehnt.

Zunächst möchte ich meine Teilnehmer allgemein über die Entwicklung des Essverhaltens informieren, diese beginnt bereits im Mutterleib (pränatale Prägung). Das mütterliche Essverhalten während der Schwangerschaft beeinflusst spätere Vorlieben. Dieser Prägungsprozess setzt sich postnatal über das Stillen fort. Im Gegensatz zu diesen erworbenen Vorlieben ist die Vorliebe für „süß" angeboren. Nach der Geburt trägt der wiederholte Kontakt mit neuartigen Geschmackseindrücken zur Ausbildung von Vorlieben bei. Kinder lernen das zu schmecken, was ihnen immer wieder angeboten wird. Diese gewohnheitsbildende Entwicklung für Geschmacksvorlieben bezeichnet man als „Mere Exposure Effect". Dem Prinzip „Iss nur das, was du auch kennst" (Neophobie) liegt ein evolutionsbiologischer Sicherheitsgedanke zugrunde, denn neue Lebensmittel könnten ja potenziell giftig sein. Dem „Mere Exposure Effect" steht ein weiterer evolutionsbiologischer Steuerungsprozess entgegen, die „spezifisch-sensorische-Sättigung". Dieses Programm baut gegenüber einer sich ständig wiederholenden Geschmacksqualität eine zunehmende Abneigung auf. Auf diesem Weg soll ein möglicher Nährstoffmangel bei einseitiger Kost vermieden werden. Beide

---

[17] Lehrskript Kleinkindernährung, Kapitel 5, Academy of Sports

Programme optimieren daher die Sicherheit und Vielfalt der Speisenauswahl. Die angeborenen Primärbedürfnisse Hunger, Durst und Sättigung werden durch soziokulturelle Lernprozesse in den Hintergrund gedrängt. So wird „Essen, wenn man hungrig ist" durch „Essen zu festgelegten Essenszeiten" abgelöst. Die Lernprozesse erfolgen insbesondere durch Imitation. Es spielen Vorbilder und positive Verstärkung eine entscheidende Rolle. Zunächst erfolgt das innerhalb der Familie und mit zunehmendem Alter dienen Gleichaltrige in Kindergarten und Schule als Vorbild.

Leider führen viele der von den Erziehungsberechtigten angewandten Strategien, um das kindliche Ernährungsverhalten eher zu gegenteiligen Effekten. Häufig setzen Eltern Essen zur Beruhigung ihrer Kinder ein. Dieses kann sowohl negative Konsequenzen für eine Gewichtszunahme haben als auch mit der Entstehung von Essstörungen assoziiert werden. Die Verwendung des Attributs „gesund" soll Kinder zum Verzehr von Lebensmitteln bringen, die sie spontan ablehnen. Kinder assoziieren „gesund" daher häufig mit Zwang und Bevormundung. Werden in der Ernährungserziehung strikte Verbote eingesetzt, führt dieses ebenso häufig zu gegenteiligen Effekten. Verknappung steigert die Präferenz. Eine ausgewogene Lebensmittelauswahl erfolgt bei Kindern nicht durch Vermittlung von Ernährungswissen, sondern viel mehr stehen hedonistische und soziale Motive im Vordergrund. Essen soll schmecken, Spaß machen bei einer guten Atmosphäre am Tisch und Kinder möchten gerne selbst mitbestimmen und entscheiden. Aufgabe der Eltern ist es ein vielfältiges und abwechslungsreiches Angebot zu schaffen und schmackhaft anzubieten. Gerade in der Trotzphase (Autonomiephase) fordert das Kind zunehmend Eigenständigkeit und möchte wahrgenommen werden. Darin sollte man das Kind unterstützen, Druck und Machtkämpfe sind nicht zielführend.

Frau Müller gesteht, dass sie ihrem Sohn das Gemüse stets als „gesund" verkaufen wollte und möchte jetzt gerne Anregungen haben, wie sie es besser gestalten könnte.

Zunächst sollte man sich bewusst machen, dass je größer die Diskrepanz zwischen den Erwartungen der Erwachsenen und den Bedürfnissen der Kinder ist, umso schwieriger gestaltet sich die Situation am Esstisch. Wenn Erwachsene also wollen, dass Kinder essen wollen, was sie essen „sollen", dann sollten Kinder aktiv mit eingebunden werden. Frisch aufgeschnittenes Gemüse, wie Möhren, Kohlrabi, Gurke und Paprika essen viele Kinder sehr gerne, insbesondere, wenn sie es dippen können. Kombiniert man das Gemüse mit Vollkornprodukten, Hülsenfrüchten, Fleisch, Fisch, Eiern, dann bekommen Kinder das richtige Signal: Hier werde ich satt! Idealerweise bietet man Lebensmittel, die eher abgelehnt werden, in guter und angenehmer Atmosphäre an – ohne Druck und möglichst selbstverständlich. Kombiniert man diese dann noch mit vertrauten und geliebten Komponenten finden diese oftmals mehr Akzeptanz. Kinder lieben - bis ca. 6 Jahren – Übersicht auf dem Teller. Sie möchten klar erkennen können, was sich auf dem Teller befindet. Damit Kinder positive Erfahrungen mit dem Essen machen können, bedarf es der Möglichkeit Lebensmittel mit allen Sinnen erfahren zu dürfen. Hier geht es nicht um das Spielen mit Lebensmitteln. Kinder brauchen viele Kontakte mit einem Lebensmittel („Mere-Exposure-Effekt") und diese sind in erster Linie Sicht-, Hör-, Fühl-, Riechkontakte und erst dann kommt die Geschmackskomponente hinzu. Freude und Interesse sind ein wesentliches Mittel einer kindgerechten Ernährungserziehung.

2.3.1 Praktische Umsetzungstipps für den Alltag

Es ist gut Kinder so früh wie möglich mit einzubeziehen und ihnen kleine Aufgaben zu geben, wie Tisch decken und dekorieren, bei der Auswahl der Lebensmittel beim Einkauf helfen, umrühren, zubereiten oder abräumen. Es sollte für Abwechslung gesorgt werden. Immer nur Brot mit Käse oder Salami ist auf Dauer langweilig. Schon kleine Varianten bringen Abwechslung, so kann man z.B. die Butter durch Frischkäse, Tomatenmark oder Senf ersetzen oder vegetarische Aufstriche verwenden in Kombination mit z.B. frischen Kräutern oder geriebenen Karotten. Statt Brot kann man auch mal gefüllte Wraps oder Pfannkuchen anbieten.

Bei Obst und Gemüse sollte man sich an der Saison orientieren und möglichst regional kaufen. Hierzu befindet sich folgender Saisonkalender im Skript.

Anmerkung der Redaktion:
Diese Abbildung wurde aus urheberrechtlichen Gründen entfernt.

Abbildung 7: Saisonkalender[18]

---

[18] https://eatsmarter.de/sites/default/files/saisonkalender2022_quer_0.pdf

Wenn ein gesundes Kind zeitweise sehr wählerisch ist oder einseitig isst, dann können Eltern entspannt bleiben, so lassen sich schwierige Phasen besser überstehen. Verweigert ein Kleinkind allerdings jegliche Nahrung und kommt es zu Gewichtsverlust ist unbedingt ärztliche und/oder ernährungstherapeutische Hilfe in Anspruch zu nehmen. Viele zwei- bis vierjährige sind sehr neugierig darauf Neues kennenzulernen und so kann es hilfreich sein immer wieder neue Rezepte auszuprobieren. Von Vorteil ist es, wenn das Kind andere Kinder einladen darf, da sie so häufig besser essen oder man lässt das Kind bei anderen Familien essen, so lernt es andere Speisen kennen. Obst und Gemüse sollten ein fester Bestandteil in der Ernährung sein und zu jeder Mahlzeit sollte etwas davon gereicht werden. Häufig lehnen Kinder warmes Gemüse ab, essen aber buntes Gemüse und Obst liebend gerne roh. Obst und Sauergemüse bunt gemischt auf Holzspießen mit Käse gesteckt oder Gemüsestifte mit Dips finden Kinder fast immer verlockend. Als Ersatz für frischen Gemüse und Obst geht auch mal ein Obst- oder Gemüsesaft. Feine Obst- und Gemüsestückchen lassen sich auch gut in Desserts, Suppen, Waffeln, Pfannkuchen, Frikadellen, Muffins, im Kartoffelbrei oder auf Pizza „verstecken". Auch cremige Suppen aus Gemüse sind ideal. Milchshakes und Joghurts kann man mit püriertem Obst zubereiten. Ein Kind muss auch nicht unbedingt viele verschiedene Sorten Gemüse mögen, zwei bis vier Gemüsesorten reichen völlig aus. Wenn ein Kind etwas ablehnt, akzeptieren sie seine Abneigung, fragen aber, was genau stört. Manchmal handelt es sich dabei nur um Kleinigkeiten, die sich leicht beheben lassen, wie z.B. die Größe der Gemüsestücke oder das Durchmengen der einzelnen Komponenten.

Wenn jemand sehr im Stress ist, wie Frau Arnold es schildert, dann kann es sehr hilfreich sein, am Abend schon vorzubereiten oder Speisen einzufrieren. Ebenso lassen sich viele fertige Produkte mit frischem Gemüse ergänzen. Ebenso lassen sich z.B. Muffins herzhaft mit Gemüse zubereiten, das sieht nicht nur toll aus, sondern lässt sich auch gut vorbereiten und noch mehr Spaß macht es, sie mit Kindern gemeinsam zu backen.

Der sparsame Umgang mit Süßigkeiten sollte genauso wie der Umgang mit Messer und Gabel gelernt werden. Kinder lieben Süßes und damit ist der Konflikt schon fast vorprogrammiert, denn egal wie Eltern sich verhalten, ob sie Süßigkeiten geben oder vorenthalten, haben sie ein schlechtes Gewissen dabei. Wie Herr Frank schon erkannt hat, muss hier die ganze Familie in die Zuckerkontrolle mit einbezogen werden. Gäste sollte man anregen auf süße Mitbringsel zu verzichten und stattdessen auf kleine Alternativen auszuweichen. Beim Kauf fertiger Produkte sollte genau die Zutatenliste auf deren Zuckergehalt überprüft werden, die verschiedenen Zuckerquellen haben wir ja bereits besprochen. Hilfreich kann es sein, sich nach dem „Nutri-Score" zu richten und bevorzugt grün gekennzeichnete Produkte zu kaufen.

Süßigkeiten sollte niemals als Belohnung oder Druckmittel eingesetzt werden. Nach Möglichkeit werden sie einmal am Tag und nicht über den Tag verteilt gereicht. Anschließend werden die Zähne geputzt. Es sollten sich keine süßen Vorräte im Haus befinden, was nicht da ist, kann auch nicht gegessen werden. Sind Süßigkeiten vorhanden, sollten sie nicht offen herumstehen.

Die beste Süßigkeit ist zweifelsfrei ein Stück frisches Obst. Alternativ gibt es heute eine große Vielfalt an gefriergetrockneten Früchten, die bei vielen Kindern sehr beliebt sind und so können Früchte auch außerhalb der Saison genossen werden. Das gleiche gilt für gefrorene Früchte, viele Kinder mögen sie als Eisalternative sehr gerne. Es lassen sich auch coole Snacks selbst zubereiten, wie Bananenbrot, Müsliriegel oder Energieballs. Selbst Schokolade lässt sich selbst einfach Herstellen und es macht den Kindern viel Spaß.[19] Das passende Rezept dazu befindet sich ebenfalls im Skript. Wenn dazu keine Fragen mehr bestehen, möchte ich gerne ins Offene Gespräch übergehen.

2.3.2 Offene Gesprächsrunde

Ich lade meine Kursteilnehmer nun zum offenen Austausch ein. Jeder darf äußern, was ihn bewegt und gerne nehme ich ein Feedback entgegen. Frau Müller sagt, ihr wurde bewusst, wie sie ungewollt Druck bei ihrem Sohn zum Thema Gemüse aufgebaut hat und dass ihr die Informationen zum Entwickeln des Essverhaltens sehr dabei geholfen haben, ihr eigenes Handeln zu reflektieren. Ihr hat der Kurs sehr gut gefallen und sie wird ihn weiterempfehlen. Herr Weber ist glücklich, weil er von seiner neuen Partnerin sehr viel Anerkennung erhalten hat als er vom Kurs erzählte und Erlerntes begann umzusetzen. Herrn Frank fällt es jetzt leichter seinen eigenen Konsum zu kontrollieren, weil er als gutes Vorbild dienen möchte. Er will nun keine Süßigkeiten mehr zuhause lagern und er probiert mit seinem Sohn gemeinsam viele neue Rezepte aus. Er hat sich ein Buch gekauft über die verschiedenen Zubereitungsmöglichkeiten der einzelnen Gemüsesorten. Frau Sandolescu sagt, dass sie wie Frau Müller erkannt hat, dass sie beim Thema „gesundes Essen" unbewusst Druck aufgebaut hatte. Der Kurs hat ihr sehr dabei geholfen alles entspannter zu sehen. Frau Arnold hat sich vorgenommen organisierter vorzugehen. Mahlzeiten besser zu planen und auch vorzubereiten. Außerdem möchte sie ihre Kinder mehr einbeziehen, dass sie festgestellt hat, dass es nicht nur den Kindern sondern auch ihr sehr viel Spaß macht und sie nebenbei schöne Gespräche miteinander führen können. Sie hat das Gefühl wieder mehr im Kontakt mit ihren Kindern zu sein. Frau Bachmann gesteht, dass sie anfangs etwas widerwillig in den Kurs kam, ihn dann aber sehr bereichernd fand. Über vieles hatte sie sich bisher keine Gedanken gemacht und sie möchte viele der praktischen Tipps umsetzen.

Nachdem niemand mehr Fragen und Anregungen hat, bedanke ich mich bei den Teilnehmern für ihr Feedback, wünsche ihnen für ihren weiteren Weg alles Gute und wir verabschieden uns. Ich biete an für Rückfragen jederzeit zur Verfügung zu stehen.

---

[19] https://www.smarticular.net/vegane-schokolade-selber-machen-tafelschokolade/

3. Fazit

Sobald Kinder am Familientisch mitessen, sind Eltern ein Vorbild und können ihren Kindern eine ausgewogene und abwechslungsreiche Ernährung vorleben. Ich finde es schön, dass ein so großes Interesse am Kursthema bestand, freue mich über das gute Feedback und werde mit Freude den Kurs weiter anbieten, um möglichst viele Vorbilder für unsere Kinder zu erreichen und so hoffentlich vielen Kindern zu einem besseren Essverhalten und damit zu einer besseren Gesundheit zu verhelfen.

4. Abbildungsverzeichnis

5. Literaturverzeichnis

Lehrskripte:

Lehrskript Kleinkindernährung, Academy of Sports

Internet:

BLE-Medienservice

https://www.ble-medienservice.de/3899/die-ernaehrungspyramide-richtig-essen-lehren-und-lernen (letzter Zugriff: 16.10.2022)

https://www.ble-medienservice.de/3899/die-ernaehrungspyramide-richtig-essen-lehren-und-lernen?c=46 (letzter Zugriff: 16.10.2022)

Bundesamt für Verbraucherschutz und Lebensmittelsicherheit

https://www.bvl.bund.de/DE/Arbeitsbereiche/01_Lebensmittel/04_AntragstellerUnternehmen/04_Zusatzstoffe/lm_zusatzstoffe_Zulassung_node.htm (letzter Zugriff: 17.10.2022)

Bundesinstitut für Risikobewertung

https://mobil.bfr.bund.de/de/aromastoofe_und_aromen-54440.htm   (letzter   Zugriff: 16.10.2022)

Bundesministerium Soziale, Gesundheit, Pflege und Konsumentenschutz

https://www.konsumentenfragen.at/verbraucherbildung/uebungsnewsletter/Newsletter_Sekundarstufe_II/naehrwerte_und_zusatzstoffe/6_Infoblatt_2_E-Nummern.pdf (letzter Zugriff: 17.10.2022)

Deutsche Gesellschaft für Ernährung

www.dge.de/fileadmin/public/doc/ws/stellungnahme/Konsensuspapier_Zucker_DAG_DDG_DGE_2018.pdf (letzter Zugriff: 17.10.2022)

EatSmarter!

https://eatsmarter.de/sites/default/files/saisonkalender2022_quer_0.pdf (letzter   Zugriff: 17.10.2022)

Gesundheitsberatung – unabhängig – kompetent- nachhaltig

https://www.ugb.de/exklusuiv/fragen-service/ist-zitronensäure-als-zusatzstoff-schaedlich/?zusatzstoffe-zitronensaeure (letzter Zugriff: 16.10.2022)

Lebensmittelklarheit – Portal für mehr Durchblick

https://www.lebensmittelklarheit.de/informationen/suesse-zusatzstoffe-zuckeraustauschstoffe-und-suessstoffe (letzter Zugriff: 16.10.2022)

PubMed

https://pubmed.ncbi.nlm.nih.gov/20112157/ (letzter Zugriff: 17.10.2022)

smarticular – einfach nachhaltiger leben

https://www.smarticular.net/vegane-schokolade-selber-machen-tafelschokolade/   (letzter Zugriff 17.10.2022)

Zahnersatz sparen – MDH AG

https://www.zahnersatzsparen.de/wissenswertes/ist-karies-ansteckend/   (letzter   Zugriff: 15.10.2022)

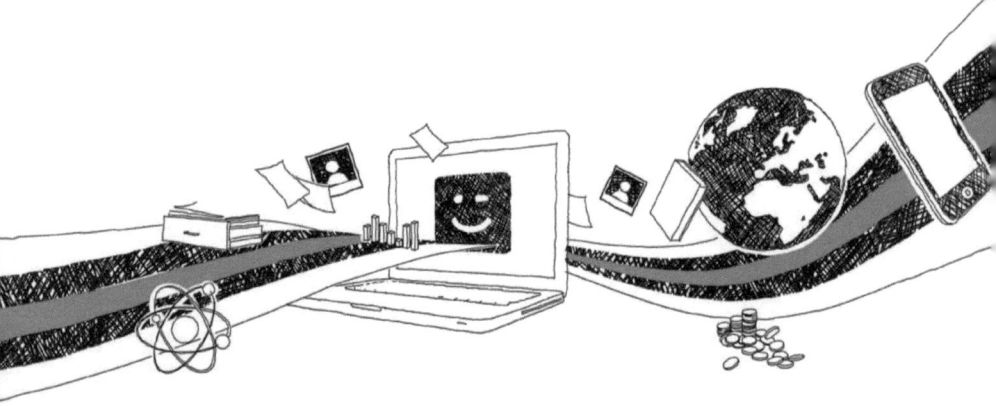
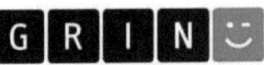